I0074873

TRAITÉ PRATIQUE

DES

MALADIES CHIRURGICALES

DES VIEILLARDS

PAR

Le Dr J.-S. ROUX (de Brignoles)

Médecin en chef des hôpitaux à Marseille, Secrétaire du Conseil d'hygiène et de salubrité
du département des Bouches-du-Rhône,
Membre du Conseil sanitaire, ancien Président de la Société nationale de médecine,
de la Société médico-chirurgicale des hôpitaux de Marseille,
du Comité médical des Bouches-du-Rhône,
Membre correspondant de la Société de chirurgie, de la Société de médecine pratique de Paris,
des Sociétés de médecine et de chirurgie de Bruxelles, Constantinople, Montpellier,
Nice, Nîmes, Toulouse, de la Société d'acclimatation de l'Algérie,
ancien chirurgien de la marine,
ancien médecin principal auxiliaire (1871), directeur du *Marseille Médical*.

PREMIER FASCICULE. — INTRODUCTION.

NOTIONS ANATOMIQUES ET PHYSIOLOGIQUES SUR LA VIEILLESSE.
DU TRAUMATISME CHEZ LES VIEILLARDS.

MARSEILLE

TYP. ET LITH. BARLATIER-FEISSAT PÈRE ET FILS
Rue Venture, 19

—

1878

TRAITÉ PRATIQUE

DES

MALADIES CHIRURGICALES

DES VIEILLARDS

PAR

Le Dr J.-S. ROUX (de Brignoles)

Médecin en chef des hôpitaux à Marseille, Secrétaire du Conseil d'hygiène et de salubrité
du département des Bouches-du-Rhône,
Membre du Conseil sanitaire, ancien Président de la Société nationale de médecine,
de la Société médico-chirurgicale des hôpitaux de Marseille,
du Comité médical des Bouches-du-Rhône,
Membre correspondant de la Société de chirurgie, de la Société de médecine pratique de Paris,
des Sociétés de médecine et de chirurgie de Bruxelles, Constantinople, Montpellier,
Nice, Nîmes, Toulouse, de la Société d'acclimatation de l'Algérie,
ancien chirurgien de la marine,
ancien médecin principal auxiliaire (1871), directeur du *Marseille Médical*.

PREMIER FASCICULE. — INTRODUCTION.

NOTIONS ANATOMIQUES ET PHYSIOLOGIQUES SUR LA VIEILLESSE.
DU TRAUMATISME CHEZ LES VIEILLARDS.

MARSEILLE

TYP. ET LITH. BARLATIER-FEISSAT PÈRE ET FILS
Rue Venture, 19

1878

Td 36
124

TRAITÉ PRATIQUE

DES

MALADIES CHIRURGICALES DES VIEILLARDS

―――

INTRODUCTION

―――

DE LA VIEILLESSE

NOTIONS ANATOMIQUES ET PHYSIOLOGIQUES

La vieillesse est la dernière période de la vie, pendant laquelle les tissus, les organes, et leurs fonctions, sont progressivement altérés. Cette déchéance est due au ralentissement de l'activité cellulaire. Quand l'individu, après avoir accompli la reproduction de l'espèce, a assuré la conservation et le bien-être de la génération future, il s'affaisse et disparaît. « L'alimentation a beau être convenablement choisie, la production des tissus languit, et toute la machine se ressent de l'usure; l'activité cellulaire, et par suite la nutrition, sont atteintes » (1). Les progrès de l'âge apportent donc lentement dans la composition et les arrangements moléculaires des tissus, dans la vitalité des organes, des changements intimes qui constituent l'état de vieillesse.

―――

(1) Claude Bernard, *Cours de physiologie générale* au muséum d'hist. nat. de Paris 1864.

Cette évolution descendante (1), cette période d'involution (Canstatt), commence après la cessation des phénomènes de génération et d'accroissement. La 60ᵉ année limite généralement la fin de l'âge adulte : Mais la constitution individuelle, le genre de vie, les professions, peuvent hâter ou retarder l'approche......

« Du plus puissant des maux, l'incurable vieillesse. » (2)

On vieillit promptement dans les pays chauds et encore plus vite dans le chagrin (3) ; ce fait est saisissant surtout chez les femmes : J'ai observé dans l'Hindoustan, à l'île de la Réunion, au Brésil, à la Guyane, des jeunes femmes de 25 ans qui paraissaient déjà en porter 35, malgré toutes les ressources de la coquetterie la plus raffinée : on trouve cependant en Arabie des scheiks parvenus à une extrême vieillesse. Nous lisons dans une statistique récemment publiée, que les cas de longévité sont également très nombreux chez les Arabes de notre colonie. D'après M. le docteur Bertherand, la proportion d'existences centenaires observées en Algérie s'élève à 9 pour mille.

L'habitation dans les pays froids, sur des altitudes considérables, semble au contraire retarder l'heure fatale : « Les montagnes de Galles, d'Ecosse, d'Auvergne, de Suisse ont fourni plus d'exemples de vieillesses extrêmes, que les plaines de Hollande, des Flandres, d'Allemagne et de Pologne (4). »

Chacun connaît l'influence des professions : « Je ne sais rien de si ridicule qu'un médecin qui ne meurt pas de vieillesse, » écrivait Voltaire (5). Cette malice du vieillard de Ferney est cruellement démentie par la statistique. Cependant la longévité la plus extraordinaire peut–être,

(1) Robin. *Anatomie microscop. des tissus*, Paris 1869.
(2) J. Chénier, *Œdipe Roi*.
(3) Bernardin-de-Saint-Pierre, *Paul et Virginie*.
(4) Buffon.
(5) Voltaire. *Lettre d'Argental*.

de notre temps, a été celle du médecin Dufournel, qui fut présenté à Napoléon en 1810 ; il avait 112 ans accomplis.

On partage ordinairement la période d'involution en trois époques : 1° L'âge de retour ou de déclin, *œtas précipitata*. 2° La vieillesse proprement dite, *œtas caduca*. 3° La décrépitude.

Décrépitude. Cette dernière étape de la vie humaine, caractérisée par une altération profonde de la forme, n'est pas un état par lequel doit fatalement passer tout individu qui vit longtemps. Cette cachexie liée à la souffrance de plusieurs organes ne s'observe pas chez les vieillards sains et bien portants quel que soit le nombre des années (1).

Le décrépit se courbe, se rapetisse et s'émacie ; ses membres grêles, ses genoux crochus, semblent ne pouvoir supporter le poids de son corps débile. Le visage maigre, brunâtre, comme terreux, couvert de rides, n'offre plus que la caricature des traits qui le distinguaient. Le front, par la saillie des sinus et la calvitie, proémine et contraste avec la réduction de la face produite par le rapprochement des mâchoires démeublées. Les joues sont creuses, la bouche enfoncée de manière que le nez et le menton paraissent se toucher. Les yeux, cachés dans l'orbite dont la graisse est résorbée, mal défendus par les sourcils et les cils ravagés et blanchis, par la chute et l'éraillement des paupières, sont rouges, larmoyants et chassieux.

On commet cependant d'étranges erreurs quand on veut juger l'âge des vieillards par les signes propres à la décrépitude ; on voit des hommes de 90 ans conserver encore une vigueur musculaire, une intégrité des sens et de l'esprit qui étonnent, tandis que d'autres à 70 se traînent péniblement et privés des sens de l'ouïe et de la vue, condamnés à marmotter quelques mots sans idée, même à recevoir d'une main étrangère des aliments qui pour eux n'ont plus de saveur, en sont presque réduits à une vie

---

(1) Gillette. *Dict. des Dictionnaires de Médecine.*

végétative (1). Si la caducité commence à l'âge de 70 ans et va en augmentant, vers 80 la décrépitude lui succède. La caducité n'indique que la décadence, l'abaissement des facultés ou de la beauté au moment où ils deviennent sensibles, la décrépitude en est le terme (2) ; l'aspect de ses ravages, plus tristes à contempler chez la femme en ruine, justifie presque le mot sarcastique de Voltaire : « L'objet de la terre le plus hideux est une décrépite (3). »

Les deux premières époques sont constantes et marquées par des caractères physiologiques. L'*âge de retour* ou de déclin commence de 45 à 50 ans et dure environ dix ans. Son caractère spécial est la décadence de la faculté procréatrice. Le *nisus formativus*, qui s'était dirigé en partie vers la sphère sexuelle et avait employé dans ce but son excès de puissance plastique, change de direction, tend vers un autre organe ; telle est l'origine des pseudo-plasmes qui se développent si souvent à cet âge, et comme l'activité sexuelle s'éteint plutôt chez la femme et qu'elle y jouait un rôle plus considérable, les périls de cette époque éclatent chez elle d'une manière plus tranchée (4) : sa constitution, ses facultés, sa santé, sont souvent profondément altérées. Un grand nombre de femmes ne peuvent se résigner à la perte de leurs charmes, *à ces défigurements qui viennent les outrager*, (Mᵐᵉ de Sévigné) ; leur caractère prend de l'aigreur, elles font des appels désespérés au grand art :

« De réparer des ans l'irréparable outrage. »

Que de temps consacré alors à de mystérieux détails ; dans la comédie du *Double veuvage*, Dufresny fait dire à un de ses personnages : « Votre tante n'est encore qu'éveillée, et entre le réveil et la sortie d'une demi-vieille,

(1) Gillette. *Loc. cit.*
(2) Littré. *Dictionnaire.*
(3) Voltaire. *Dict. phil.* Homme.
(4) Reveillé-Parise.

il y a bien des cérémonies de toilette. » Il arrive quelquefois qu'un embonpoint modéré semble donner à certaines femmes une sorte de retour de beauté en soulevant le tissu cellulaire et faisant disparaître les rides, c'est ce qu'on appelle les *fleurs de regain.*

Chez l'homme entre deux âges, la déviation des matériaux qui concourent à la nutrition des organes reproducteurs se fait trop lentement pour déterminer des maladies. Sous l'influence de cette cause commune, les différences qui séparent les deux sexes deviennent moins tranchées. La graisse plus abondante tend à effacer les formes ; le timbre de la voix est moins dissemblable ; les cheveux s'éclaircissent, tombent, et l'on distingue ces fils d'argent, *première trame de suaire*, comme l'a dit je ne sais quel poète ; enfin une plus grande conformité dans les goûts et les passions rapproche ces deux types naguères distincts.

« Un homme qui serait en peine de connaître s'il change, s'il commence à vieillir, peut consulter les yeux d'une jeune femme qu'il aborde et le ton dont elle lui parle; et il apprendra ce qu'il craint de savoir (1).» *Facies sua computat annos (2).*

La Vieillesse proprement dite se confirme de 65 à 70 ans; l'atrophie en est l'altération caractéristique ; l'embonpoint de l'âge critique est un état transitoire (3), l'amaigrissement arrive fatalement. Dans un premier degré, le processus d'atrophie sénile est simple, sans modifications de structure dans les éléments anatomiques. Le second, est accompagné d'un travail de dégénération : Les éléments des tissus perdent progressivement leur consistance, leur ténacité, l'hygrométricité, etc. ; ils s'encroûtent souvent de matière gypseuse, sorte de pétrification graduelle par *anticipation tumulaire*, disait Michel Lévy.

(1) Labruyère. *Caractères*
(2) Juvenal. *Sat. IV.*
(3) Charcot. *Leçons sur les maladies des vieillards.*

La peau subit dans les éléments qui la composent des changements de structure qui nuisent à ses fonctions. A la suite de l'oblitération des capillaires, elle se flétrit, des plis se dessinent à sa surface par de la disparition du pannicule graisseux sous jacent dont elle ne suit plus le retrait.

L'épiderme sec, rude, reluisant ou fendillé à cause de l'atrophie des glandes sudoripares et sébacées, s'écaille facilement et devient par cette desquammation un corps étranger ; au lieu de protéger les papilles tactiles, il les irrite en se détachant par écailles imperceptibles, et détermine un prurit qu'augmente la chaleur du lit. Cette séparation incomplète de l'épiderme est un obstacle à la perspiration cutanée.

Les ongles deviennent mats, pâles, fragiles, rayés longitudinalement. Les poils rares, blanchissent et tombent, les bulbes pileux disparaissent (Meckel). Chez les femmes avancées en âge et *virilescentes*, l'épiderme est très rugueux et le système pileux développé.

Le derme dense, serré, a perdu de son élasticité, de sa résistance, de sa tonicité, il prend une teinte terne, jaunâtre ; le sang y abonde en moins grande quantité par suite de l'oblitération des capillaires ; les houppes et anses nerveuses sont plus difficiles à suivre ; la sensibilité de la peau diminue en raison de la sécheresse de ses fibres nerveuses dont les extrémités ne sont plus baignées par les courants lymphatiques qui les enlaçaient.

Le *tissu cellulaire* est quelquefois bourré d'une graisse qui surchage les membres, les parois du tronc, s'accumule dans les cavités splanchniques, autour du cœur, dans les mésentères. Mais les vieillards qui ne présentent pas ce développement de tissu adipeux sont très maigres, le tissu cellulaire semble alors s'atrophier, devenir sec, filamenteux (Haller) et le peu de graisse qu'il renferme se montre en grumeaux secs et jaunâtres.

Le *tissu musculaire* rigide, moins contractile est formé d'éléments plus pâles et de plus petites dimensions, des granulations graisseuses se déposent dans les faisceaux au point de déterminer parfois une paraplégie par leur multiplicité dans les membres inférieurs (Vulpian). Les interstices celluleux qui séparent les faisceaux s'élargissent et paraissent tendre à les remplacer.

Les forces s'affaiblissent graduellement au point que les vieillards ne peuvent plus marcher ou agir sans une extrême fatigue, malgré la régularité de toutes les autres fonctions (1). On dirait une tendance générale au repos, à une sorte d'immobilité (Réveillé-Parise). Duchesne (de Boulogne) a observé que la proportion d'électricité qu'il faut développer pour obtenir la contraction d'un muscle, est en raison directe de l'âge. Les bras sont grêles, faibles, les mains sans agilité, tremblantes, c'est Priam lançant le *telum imbelle sine ictù*.

Le *périoste*, par la disparition de ses vaisseaux, s'amincit et devient plus difficile à décoller.

Les *os* secs, terreux, légers, friables, perdent leur élasticité, leur forme arrondie chez la femme, dont le squelette devient en certaines parties plus difficile à distinguer de celui de l'homme. La cavité médullaire s'agrandit aux dépens de la substance compacte. La proportion de matière médullaire contenue dans les canaux élargis augmente suivant Dupuytren et Dunoyer. Les canalicules de Havers très réduits, permettent à peine les anastomoses des capillaires des os avec ceux du périoste. La dénutrition, l'atrophie raréfiante, porte principalement sur les parties spongieuses. Cruveilhier a trouvé que chez les vieilles femmes, le tissu compacte des os longs devenait spongieux. Il y a une augmentation croissante de la graisse jointe à l'élargissement des aréoles (2); MM. Gosselin et Regnault ont expliqué la diminution de la vitalité des os des vieillards,

---

(1) Empis. *Etude sur l'affaiblissement musculaire, progressif chez les vieillards*, Arch. gén. de médecine 1862.

(2) *Recherches sur la substance médullaire des os*. Par MM. Gosselin et Reynault, *Arch. de méd.* 4ᵉ série T. XX.

par la prédominance de cet élément graisseux sur l'élément vasculaire et albumineux.

L'amincissement des os du crâne est surtout remarquable. Le diploé finit par disparaître et les deux tables par se confondre en une seule. Chez les vieillards décrépits, Barth et Durand Fardel ont trouvé la voûte du crâne réduite par place à une couche mince de substance compacte et translucide. Sœmmering a vu l'atrophie poussée jusqu'à la perforation par des trous multiples.

La colonne vertébrale perd de sa flexibilité; les fibrocartilages intervertébraux s'affaissent, d'où résulte l'incurvation, le raccourcissement de la taille ; les vertèbres, les pièces qui composent le sternum, peuvent se souder entre elles, soit par une ossification du fibro-cartilage, soit par des jetées osseuses.

Les côtes sont amincies (Barth), les cartilages costaux s'ossifient, mais l'angle de torsion reste plus ouvert qu'il ne l'est chez l'adulte ; l'ossification se faisant dans la position qu'affectent les côtes dans l'inspiration, un diamètre plus considérable est conservé à la cavité thoracique. Cette cavité présente un aplatissement latéral; la courbure postérieure est augmentée et fait une forte saillie de chaque côté de la colonne vertébrale, quelquefois cette saillie est plus prononcée à droite ; à la partie antérieure les côtes s'allongent et portent le sternum en avant.

De ces dispositions résultent : 1° le rapprochement du bord inférieur de la cage thoracique et de la crête iliaque ; 2° Le rétrécissement des espaces intercostaux dû à la fois à la projection du thorax en avant, à son aplatissement latéral et à l'espèce de torsion qu'éprouvent les côtes sur leur axe (Durand Fardel.)

Les *cartilages* élastiques ont une tendance à l'ossification sur certains points : (cartilages non articulaires, du larynx, costaux); les articulaires ne paraissent jamais s'ossifier. Les fibro-cartilages, les tendons, les ligaments s'encroûtent de granulations calcaires.

Le tissu *nerveux* subit également la loi de l'atrophie. Ses éléments deviennent le siège d'infiltrations pigmentaires ou graisseuses et les cellules cérébrales d'incrustations calcaires (1). La névroglie tend à prédominer, contient habituellement un certain nombre de **granultions amyloïdes** (Virchow), et le feuillet viscéral de l'arachnoïde de la sérosité : ce dernier, est épaissi **par des plaques** cartilagineuses ou calcaires, les petites **artères** deviennent athéromateuses, remplies de granulations graisseuses, et sont souvent recouvertes d'une végétation de petits anévrismes miliaires.

Le tissu du cerveau subit une altération chimique d'après Bibra et Schlossberger, les matières grasses qui entrent dans sa constitution éprouvent une diminution notable, tandis que la proportion de l'eau et celle du phosphore s'accroît. Son volume et son poids, sont diminués d'après Haller, Fischer, Sœmmering et le docteur Sims. Le retrait général du cerveau peut être mesuré, dans certains cas, par l'espace qui sépare la superficie des circonvolutions, de la surface interne du crâne. Elles en sont plus ou moins distantes, et le vide est rempli par le liquide céphalo-rachidien, dont une des fonctions est de suppléer à l'inflexibilité de la voûte crânienne. Dans l'atrophie partielle des circonvolutions (atrophie sénile), **la** couche corticale grisâtre plus foncée, s'endurcit ; **la surface** bosselée est comme rugueuse au toucher ; les circonvolutions ratatinées à leur sommet, distantes les unes des autres, diminuées dans tous les sens, surtout celles des parties latérales externes des hémisphères. Les circonvolutions des lobes postérieurs, occupant la pointe occipitale des hémisphères sont petites, flétries, unies ensemble **par** un tissu cellulaire sous-arachnoïdien, dense, fin, **serré.**

On rencontre des ossifications de la dure-mère **dans la** faux qui devient comme une lame osseuse, tantôt **fine,** perforée et comme dentelée, tantôt inégale et épaisse.

(1) Vulpian. *Leçons de physiologie générale et comparée du système nerveux* 1866.

La moelle est généralement plus ferme, mais son atrophie est moins notable que celle du cerveau. On rencontre quelquefois des plaques blanchâtres, cartilagineuses ou fibreuses sur l'arachnoïde rachidienne, ordinairement sur le feuillet viscéral.

Les nerfs participent à l'atrophie générale. Le névrilemme des nerfs sciatiques et des nerfs sacrés est moins souple, moins humide, et les cordons nerveux plus serrés, plus secs, moins élastiques, plus aisés à déchirer. (Schreder.)

On comprend que la source de l'influx nerveux se tarit partout : depuis les centres, jusqu'aux extrémités sa force s'amortit et s'épuise. Nous étudierons en terminant ces prolégomènes les modifications que subissent les facultés intellectuelles.

Les *organes*, comme les tissus, éprouvent l'altération sénile. Si nous jetons un regard sur les organes de la nutrition, nous constatons le peu de solidité, la perte même des dents qui rendent la mastication incomplète ; l'atrophie des glandes salivaires dont la sécrétion est encore assez abondante toutefois, quoique la qualité en soit appauvrie ; la paresse des plans musculaires de l'estomac, dont les glandes cessent de sécréter en suffisante quantité et sont souvent le siège d'une inflammation chronique.

La membrane muqueuse de l'*intestin* réduite à une mince pellicule est blanche, transparente, à surface sèche et lisse. La couche aréolaire se laisse moins pénétrer par l'injection colorante (1). Les petites aréoles sont comme usées ; la couche villeuse est moins tomenteuse ; les villosités moins serrées, offrent de rares rameaux vasculaires, de là des digestions laborieuses, des pesanteurs, des embarras gastriques, des flatuosités sans cesse renouvelées, puis des constipations opiniâtres. Barth a vu des hernies celluleuses du gros intestin, semblables à de petites poches

(1) Natalis Guillot.

communiquant par un orifice étroit. Le volume des glandes mésentériques est fort réduit.

Le *pancréas*, suivant Canstatt, est de toutes les glandes celle dont la métamorphose atrophique s'observe le plus souvent, il devient graisseux ; la secrétion manque chez le vieillard, d'où résulte la difficulté qu'ils éprouvent à digérer les corps gras.

La *rate* est également atrophiée, son tissu mou, friable, est enveloppé d'une capsule dure et épaisse.

Le *foie* flétri, décoloré, quelquefois engorgé par un embarras circulatoire, est enveloppé par une membrane et traversé par des trabécules épaissis. La vésicule biliaire contient souvent des calculs ; la bile moins abondante est plus dense , plus visqueuse , plus chargée de sels.

En résumé, la digestion lente et difficile du vieillard reconnaît pour cause la mastication nulle ou incomplète, l'insuffisance de l'insalivation et de la sécrétion biliaire, la circulation du foie entravée par des stases veineuses. L'appareil digestif manque de force contractile ; l'appétit diminue avec les sécrétions gastro-intestinales. La dyspepsie sénile est la règle et les indigestions deviennent menaçantes avec leur cortége de congestions et d'hémorrhagies cérébrales. Toutefois et par exception, chez certains vieillards privilégiés, l'appareil digestif garde sa vigueur. Fontenelle en a été un exemple remarquable, car il disait de lui :

« Je ne suis plus qu'un estomac,
« C'est bien peu ; mais je m'en contente. »

Ordinairement ces vieux gastronomes, surnourris, offrent un état pléthorique dangereux ; ils deviennent lourds et obèses.

Dans un âge très avancé, le sang atteint difficilement les extrémités et la circonférence du corps ;

Le sang, comme à regret, semble achever son cours. (L. RACINE.)

Les fonctions du système circulatoire sont entravées par les indurations du cœur et du système artériel : Le cœur altéré dans sa fibre, se contracte irrégulièrement ; les parois artérielles cessant de réagir, la progression du sang est gênée et le mouvement circulatoire très-ralenti.

Le *cœur* augmente de volume avec l'âge et s'hypertrophie chez beaucoup de vieillards, d'après Cruveilhier, Bizot, et Neucourt. L'accroissement du cœur est un phénomène constant et continu dans le cours de la vie, son énergie semble encore augmenter dans la période d'involution ; « cet organe qui fonctionne d'une manière incessante, nous le trouvons, chez les vieillards, dense, volumineux , revenu sur lui-même » (Cruveilhier). A l'autopsie, le ventricule gauche est resserré et contracté sur ses deux grosses colonnes, au point de présenter l'aspect des hypertrophies dites concentriques ; son volume est comme augmenté en largeur.

Cet état coïncide avec les indurations valvulaires endocardiques et l'athérome de l'aorte. Les fibres musculaires subissent la dégénérescence graisseuse ; pâles, friables, elles perdent de leur élasticité et de leur contractilité, ce qui entraîne l'asystolie sénile. Les valvules présentent des tâches, des opacités, des épaississements et des ossifications, rares du côté droit, plus fréquents sur les sygmoïdes et la valvule auriculo-ventriculaire gauche et longuement décrits par Bizot. Les rétrécissements qu'entraînent les épaississements cartilagineux ou athéromateux n'existent guère qu'à l'orifice aortique ; ceux de l'orifice mîtral sont dus à des indurations fibreuses.

Les gros vaisseaux sont fréquemment athéromateux ; le dépôt des gouttes graisseuses siége uniquement dans la tunique élastique qui offre des plaques, des concrétions, des ossifications même. Cette tunique cesse d'être élastique, devient d'un blanc jaunâtre (1).

(1) Robin. *Mémoires* de la Soc. de biologie. 1850 T. I, p. 33.

Les vaisseaux capillaires dont les territoires se rétrécissent, éprouvent une oblitération progressive et graduelle tout en subissant les mêmes altérations.

Bizot et Neucourt (1) ont constaté un élargissement du diamètre de l'aorte et des gros troncs artériels. La diminution de l'élasticité contractile des parois permet à une quantité de sang, effectivement moindre, de dilater ces vaisseaux et laisse après la mort des tubes à plus grands diamètres malgré la diminution effective de la circulation qui s'y fait. Cette dilatation passive ne se rencontre que dans les artères qui n'ont pas subi un épaississement athéromateux ou calcaire de leurs parois. Ces altérations sont rares dans les tuniques veineuses, bien que Haller, Salzmann et Comin aient constaté sur elles des cas d'ossification. La dilatation générale des veines tient à la diminution de la résistance et de l'élasticité de leurs parois flasques et sans consistance, à l'influence de la pesanteur, au ralentissement de la circulation.

Dans les phénomènes que l'on peut attribuer à la vénosité, il ne faut pas seulement ranger la dilatation des veines, l'œdème des extrémités et de la face, la stagnation du sang dans la veine porte et dans les veines abdominales observée par Galien ; ce qu'il faut surtout envisager ce sont les conséquences de cette altération, la transformation incomplète du sang veineux en sang artériel.

Quand les excrétions et la séparation des matières destinées à être rejetées sont imparfaites, l'élaboration du sang est incomplète; ce liquide contient en excès ces substances décomposées ou prêtes à se décomposer ; ses forces assimilatrices s'éteignent, il perd son aptitude à vivifier, il est *veineux*. La fibrine, le chlorure de sodium sont diminués, le chiffre de la cholestérine est plus élevé, presque doublé, la sérosité et la matière grasse sont plus abondantes (Becquerel et Rodier).

(1) De *l'Etat du cœur chez les vieillards.*

- Le sang des vieillards se coagule plus vite (Thackrah et Davy), témoignage de sa moindre vitalité, puisque la coagulation du sang est un acte de la vie qui s'éteint ; il est moins dense, le nombre des globules est réduit à 113 entre la 60° et 70° année. Pour remédier à cet état du sang, on inventa il y a 200 ans l'opération de la transfusion, ce qui fit rêver d'immortalité à de pauvres fous.

La diminution de la calorification générale (les glaces de l'âge) dépend de l'abaissement de la température du sang, d'où le défaut de résistance aux intempéries.

Les glandes lymphatiques s'atrophient, les vaisseaux blancs s'oblitèrent en partie comme les capillaires sanguins. On comprend que l'absorption soit languissante ainsi que les sécrétions. L'organisme des vieillards se distingue par un excès de matières excrémentitielles, tout ce qui est séparé prend plutôt un caractère d'excrétion que de sécrétion. (Canstatt.)

Le *pouls* chez les vieillards est souvent dur, intermittent et irrégulier. J'ai lu souvent dans les auteurs que ses battements sont ralentis ; le *pouls des vieillards est rare et lent,* dit Galien ; cet aphorisme accepté sur la parole du maître, fut à peu près anéanti par les travaux de Lcurct et Mitivié(1), qui prouvèrent que leur pouls est généralement plus fréquent que celui des adultes.

74 pulsations par minute chez l'adulte.
78 pulsations de 60 à 70 ans.
75   »   de 70 à 80.
75 1/2 »   de 80 à 90.

Charlton (1845), d'après un relevé de 200 observations, donne pour moyenne des pulsations des vieillards 77. Mes observations particulières à la Charité m'ont démontré, sur 100 individus, que dans l'état de santé, les pulsations de la radiale sont plus fréquentes que chez l'adulte et

(1) *Archives de médecine,* février 1833.

atteignent, en moyenne, le chiffre de 76 par minute. Dans la vieillesse proprement dite, de 65 à 75 ans, le pouls chez les hommes est dur, souvent intermittent ; 20 fois sur 100 il manquait un battement, le 7ᵉ le plus fréquemment.

Les *poumons* présentent des pigmentations noires formées par le dépôt de matières charbonneuses dans les parois intercellulaires, autour des vaisseaux. Le tissu cellulaire est raréfié; les rameaux et ramuscules bronchiques moins élastiques, les alvéoles inégalement distendues, s'aggrandissent, quelques-unes se rompent; les vaisseaux capillaires de leurs parois diminuent de calibre et s'effacent. Les mucosités plus abondantes tapissent, obstruent les ramuscules, s'interposent entre l'air et l'organe, ce qui rend les échanges osmotiques difficiles et imparfaits.

L'affaissement des fonctions respiratoires s'exprime par la diminution de l'acide carbonique exhalé, par l'augmentation du nombre des inspirations, moins profondes et moins complètes, et par la réduction de la capacité pulmonaire. La respiration diminue d'intensité à partir de 30 ans, époque à laquelle la consommation de carbone en 1 heure s'élève à 12 grammes 15 ; s'abaisse à 11 grammes de 60 à 70 ans et n'est plus que de 6 grammes 92, à partir de 70 ans (1).

L'étendue du champ respiratoire est beaucoup plus restreinte dans l'âge avancé, par suite des dépôts charbonneux qui, en oblitérant les capillaires et les petites bronches, circonscrivent des îlots de parenchyme imperméables à l'air. L'hématose s'accomplit mal, surtout aux bases pulmonaires, sièges ordinaires des congestions passives.

Les travaux de MM. Ollivier, Cornil et Charcot, démontrent l'influence atrophique de la sénilité sur les *reins*, qui deviennent athéromateux et présentent une sclérose des artères et des capillaires, un certain degré de néphrite

(1) Andral et Gavarret. (*Annales de chimie et de physiologie*).

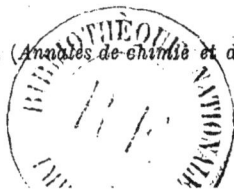

interstitielle avec atrophie des tubes urinifères. Cornil résume ainsi les caractères des reins séniles : atrophie des éléments qui composent ces organes, dégénérescence graisseuse des cellules, transformation kystique. Les reins moins pesants, sont petits, mamelonnés, irréguliers, rougeâtres, légèrement granuleux.

La muqueuse vésicale est livide, boursoufflée, friable, presque toujours dans un état catarrhal, ses faisceaux musculaires sont quelquefois développés.

La diminution de l'action contractile de la vessie est plus ordinaire ; le jet de l'urine est alors nécessairement moins fort, moins rapide, moins continu. La vessie se vide rarement en entier, de là de fréquentes envies d'uriner. La sécrétion est moins abondante ; l'urine plus dense, plus épaisse, est âcre, odorante, très-colorée. « C'est en elle, a dit Stark, que se reflète le mieux tout ce qu'il y a de destructif dans l'ensemble des phénomènes de la vie. » MM. Dechambre et Regnoso ont constaté la présence habituelle du sucre dans l'urine des vieillards, surtout chez les vieilles femmes de la Salpétrière, conséquence naturelle d'une hématose incomplète (1).

La *prostate* est hypertrophiée en totalité ou en partie, molle dans le premier cas, dure dans le second. Ce changement de forme et de texture modifie la portion correspondante de l'urèthre, quant à sa longueur, sa direction et sa largeur.

A mesure que l'individu vieillit, les organes génitaux se flétrissent, les testicules subissent la dégénérescence graisseuse de leurs éléments épithéliaux : ils sont flasques par suite de la diminution de capacité des tubes séminifères. Les conduits excréteurs se rétrécissent et finissent par ne plus former qu'un cordon fibreux, compacte, et de couleur brun, jaunâtre ; le cordon testiculaire gauche est souvent variqueux (A. Cooper). Cependant les spermatozoïdes ne disparaissent pas du sperme du vieillard, leur

(1) *Gaz. méd.* de Paris 1852.

conformation est moins parfaite, leur sécrétion moins abondante (Duplay) que chez l'adulte ; le liquide secrété par la muqueuse des vésicules séminales est prédominant. C'est moins à la composition du sperme qu'aux autres conditions de l'acte reproducteur qu'il faut attribuer l'infécondité des vieillards.

La *matrice* est tantôt flasque et mince, tantôt épaisse, blanche, dure et criant un peu sous le scalpel. Elle contient souvent des petites tumeurs interstitielles ou faisant saillie à sa surface, quelquefois pédiculées, plus ou moins denses et volumineuses. Toutes les déviations peuvent s'y rencontrer. La cavité est parfois tapissée par une couche mince de sang noirâtre, violacé, ou de mucosités filantes et incolores. Si le col est oblitéré, ces mucosités sont plus abondantes ; il peut-être effacé et adhérent au fond du vagin. Le plus souvent il conserve sa forme et permet de reconnaître ordinairement s'il y a eu des enfants. De petites tumeurs, des concrétions polypiformes font quelquefois saillie à l'orifice ou à la surface interne.

Les *ovaires* ratatinés, blanchâtres, contiennent des vésicules remplies de sérosités, de véritables kystes ou tumeurs fibreuses enkystées plus ou moins volumineuses. La fécondité disparaît plutôt chez la femme, où la cessation des règles en éteint la dernière expression.

En général, les fonctions cessent selon un ordre inverse de celui dans lequel elles ont apparu. Les plus tardives, qui contribuent à la conservation et au perfectionnement de l'espèce, disparaissent les premières. Tandis que chez la femme, la faculté reproductrice est depuis longtemps abolie, l'homme en conserve quelques restes qu'il doit plutôt à la puissance de l'imagination qu'au besoin naturel.

Cette disparition du but du rapprochement sexuel, la fécondation, et le flétrissement progressif des organes qui en sont chargés, annonce que le terme a sonné : « mais la mémoire, l'imagination, l'amour-propre, prolongent ce terme quelquefois indéfiniment, et toujours au détriment de l'organisme dont les ressources sont méconnues. » (Réveillé-Parise.)

ᵋ Le ridicule s'attache aux vieux Céladons qui ne savent pas s'incliner devant la loi de la nature, lorsque sa transgression n'entraîne pas de plus graves conséquences; « c'est une grande difformité dans la nature qu'un vieillard amoureux. » (La Bruyère.) Le type des Gérontes, des Bartolos, reproduit par maints auteurs comiques, est aujourd'hui un vieux cliché. Anacréon fit, dit-on, exception à la règle; mais je crois bien que chez lui, le poète l'emportait sur l'homme physique, puisque

> Anacréon moins vieux fit de moins jolies choses (1).

Je prends au hasard dans le *Crispin médecin* d'Hauteroche, la réflexion suivante : « Il faut avouer que quand la vieillesse se met l'amour en tête, elle fait cent fois plus d'extravagances que la jeunesse. »

Au reste, la plupart des hommes se consolent facilement de la perte de ces jouissances : « où le désir n'est plus, la privation ne saurait être pénible, » dit Caton (2).

Il est donc utile que la vie sexuelle s'éteigne graduellement et que la force plastique soit employée à fortifier l'individu. L'embonpoint qui naît alors, est un heureux témoignage d'une tendance salutaire de l'organisme qui le préserve de nombreux accidents. Hufeland appelait cet embonpoint une sorte de *rajeunissement*. L'homme que des habitudes vicieuses n'ont point dépravé et qui ne prend point les désirs de son imagination pour des besoins réels, devient naturellement continent, sans désirs spontanés; sans érections, il trouve tout simple de fermer la porte du temple dans lequel il goûta les plaisirs dont le souvenir seul lui reste. Si, méconnaissant ses forces, il cherche encore les jouissances de l'amour et des stimulations malsaines, ses efforts lui causent un ébranlement funeste.

(1) Voltaire. *Lettre d'Argental*, 27 novembre 1750.
(2) Cicéron *De Senectute*.

Chez les femmes, l'amour se modifie par l'âge d'une manière différente que chez les hommes. La femme mûre porte souvent dans le commerce de l'amitié une délicatesse, une grâce qui est un reste de *lave éteinte par le temps.* Quelques-unes, douées d'une sensibilité exquise, tombent dans le mysticisme.

De l'intégrité des tissus et des organes dépend la régularité des fonctions; leur altération sénile affaiblit ces dernières. Les *sens* s'émoussent avec l'âge, il est facile d'en concevoir la cause par le seul aspect d'une tête de vieillard : la paupière descend molle et flasque pour cacher la flamme du regard qui s'éteint ; l'œil s'entoure de plis nombreux bizarrement désignés sous le nom de patte d'oie. La *vision* ne s'opère plus qu'à longue portée ; le cristallin perd sa transparence, l'iris et la choroïde ont notablement pâli, le point de vue s'allonge et la presbytie se prononce. L'*ouïe* est dure, l'oreille devient immobile, le conduit auditif est oblitéré par un cérumen durci, les cavités labyrinthiques sont desséchées, privées de la lymphe de Cotunni.

Par suite du défaut de mobilité dans les doigts, de la sécheresse et de la flaccidité de la peau, le *toucher* a perdu sa finesse. La *voix* cassée, tremblante, prend le caractère chevrottant par la débilité des muscles du larynx. L'articulation des mots est altérée par la perte des dents et les changements qu'ont subis le pharynx, les fosses nasales, les mâchoires et les lèvres (Gillette).

Le *goût* se maintient assez longtemps ; le vieillard épicurien et gastronome flaire et savoure avec plaisir les aliments ; c'est le *dernier fil auquel est suspendu le bonheur d'exister* (Bichat).

Le *sommeil* varie suivant la constitution et les habitudes. En général, l'homme affaibli par le progrès de l'âge s'endort facilement, mais il dort peu, quoiqu'il soit souvent assoupi, son sommeil est léger, souvent interrompu.

L'*intelligence* devient obtuse chez le plus grand nombre ; cependant quelques privilégiés, merveilleusement doués, ont conservé jusque dans un âge très-reculé l'intégrité de leurs belles facultés. Hippocrate, Anacréon, Sophocle, qui composa son *Œdipe à Colonne* dans une vieillesse très-avancée ; Caton, qui, sur le déclin de sa vie, travaillait avec ardeur à son livre sur les origines ; Michel-Ange, Le Titien, Voltaire, Milton, et de nos jours, lord Parlmerston et notre grand citoyen A. Thiers, sont d'illustres mais rares exceptions.

Que prouvent de pareils exemples ? Que chez ces individus, le cerveau avec son intégrité conserve également son activité ; que la santé du cerveau fait la santé de l'esprit.

L'attention difficilement attirée par les choses extérieures ne s'y fixe que passagèrement. La *mémoire* qui conserve fidèlement le passé, laisse glisser le présent ; de là ce mépris pour tout ce qui est nouveau ; de là aussi ces vues prophétiques, résultat d'une méditation profonde sur les faits passés dont le vieillard conserve avec tenacité le souvenir.

En 1849, je rencontrai dans une exploration au nord de Cap-Town (Cap-de-Bonne-Espérance), un Français courbé par les ans et le rude travail de la pioche. Fait prisonnier à Flessingue pendant la campagne de Hollande, sous la première république, il fut conduit prisonnier sur les pontons anglais ; puis las de sa captivité, il avait accepté un enrôlement dans les troupes coloniales de la Grande-Bretagne, fait le coup de *rifle* avec les Cafres ; devenu vieux et réformé, il s'était vu réduit par la misère à servir un métayer hollandais. Enfant de Paris, il se souvenait admirablement des événements auxquels il avait assisté et pris part dans les premières années de la Grande Révolution, mais depuis la restauration, dont il avait un vague souvenir, tout s'était effacé de sa mémoire.

L'imagination faiblit avec l'âge, elle semble remplacée par la raison, le jugement et la circonspection.

Un reproche éternellement fait à la vieillesse, c'est le sentiment exagéré de la personnalité. Le *moi* est centuplé chez le vieillard ; de là, l'indifférence qui le caractérise. Les facultés affectives disparaissent progressivement pour faire place à l'égoïsme et à la crainte de la mort qui s'approche. Suivant une remarque de d'Alembert, les vieillards devenus, par leurs infirmités et par leurs besoins, plus personnels et plus concentrés dans ce qui les touche, éprouvent quelquefois en perdant leurs amis mêmes, la consolation secrète de jouir encore de la vie et de subir quelques moments plus tard la loi commune de la nature (1).

La *crainte de la mort* est comme une maladie spéciale à l'homme qui a longtemps vécu. L'image de la destruction revient avec obstination et obsède sa pensée. En vain affecte-t-il une calme résignation ; à chaque infirmité qui se révèle, à chaque douleur qui l'atteint, le vieillard sent *passer jusque dans ses os le frisson douloureux*, dont parle le fossoyeur de Shakespeare. C'est l'instinct de la conservation qui repousse l'idée de la destruction.

Pendant que j'étais attaché en qualité de prévôt à l'hôpital du bagne de Toulon, j'eus pendant près d'un mois à panser, dans le service de mon excellent maître, Jules Roux, un forçat assassin, condamné à perpétuité. Cet homme était atteint d'un phlegmon qui avait décollé et comme disséqué les muscles de la cuisse ; les souffrances étaient fort vives, le bandage compressif difficile et très-long à établir. Ce malheureux, qui présentait à nos yeux l'image de la plus abjecte dégradation, s'accrochait en désespéré aux moindres incidents qui dénotaient une légère amélioration à son triste état, et jour et nuit se montrait poursuivi par la crainte d'une mort qui aurait dû lui paraître une délivrance. Quelle meilleure occasion d'appliquer ce mot de Labruyère : « A parler humainement, la mort a un bel endroit, qui est de mettre fin à la vieillesse. »

(1) D'Alembert. *Eloge de Saint-Aulaire.*

Cependant il est des natures d'élite qui savent s'élever au-dessus d'indignes faiblesses. Lafontaine s'étonne qu'on ne quitte pas tranquillement le banquet de la vie, *remerciant son hôte et faisant son paquet* : « Il fallait bien pourtant, dit Caton, que la vie eut un terme ; le sage doit supporter cette nécessité sans résistance ; qu'y a-t-il de plus conforme à la nature que de mourir quand on est vieux ? Quand les fruits sont mûrs, ils se détachent d'eux mêmes de l'arbre. » (1).

Les vieillards dont le caractère est facile et doux, surtout s'ils sont bien portants et dans l'aisance, supportent sans peine le poids des années ; mais la plupart sont moroses, inquiets, difficiles, souvent colères ; cela tient surtout à l'état maladif de leurs organes. Heureusement les hommes comme les vins ne s'aigrissent pas tous en vieillissant (2); tous n'ont pas l'humeur triste et fâcheuse.

Beaucoup d'hommes âgés excellent dans la conversation, c'est pour eux une jouissance spéciale, surtout quand ils ont de l'esprit et de la bonté. Tout Montpellier se souvient d'un aimable vieillard, docteur en médecine et secrétaire de l'académie de cette ville, qui resta jusqu'à ses derniers jours conteur spirituel, inépuisable, et d'une affabilité charmante. Plusieurs dont l'esprit était caustique et mordant deviennent bons, indulgents pour les faiblesses et variations d'autrui. Quant à la propension des *anciens* à conter les histoires du bon vieux temps, elle est bien naturelle. L'homme évoquant ses souvenirs, aime à revivre dans le passé, comme il se réjouit de se voir renaître dans ses petits enfants. Il se rappelle avec plaisir ce qu'il a dit, ce qu'il a fait, ses luttes, ses travaux, ses succès, ses revers même et rarement sans un certain charme mêlé d'amour-propre.

(1) « Quid est autem tam secundum naturam, quam senibus emori. » Cicéron : *De Senectute.*

(2) Ut enim non omne vivum, sic non omnis ætas vetustate coacescit. Cicéron : *De Senectute.*

Quant à l'avarice, c'est un vice d'instinct chez le vieillard, qui, ne pouvant plus travailler, craint toujours de manquer du nécessaire.

> La vieillesse chagrine incessamment amasse (Boileau).

Ce vice a été stigmatisé avec raison par les comiques, les moralistes. Y a-t-il quelque chose de plus absurde que d'augmenter ses provisions de voyage, à mesure qu'on avance vers le terme.

Chaque âge a ses plaisirs : la vieillesse n'en est pas privée, elle a les siens propres, pourvu qu'elle n'exige pas trop de la capacité organique, et qu'elle use d'une sage modération. Il est encore des vieillards, bons compagnons, amis de la table, ayant conservé cette chaleur d'âme, cette gaîté, cette fleur d'imagination qui semble être l'apanage de la jeunesse. Puis ces plaisirs finissent par disparaître comme ont disparu ceux des autres âges. Alors, comme pour fuir l'extinction absolue de l'être, les vieillards aiment à disserter sur la vie future et à affirmer l'immortalité de l'âme.

La vieillesse est le complément de la vie et comme le dernier acte de la pièce ; souhaitons d'en voir la fin avant de sentir la fatigue et surtout la satiété.

Quant à la mort, *mors summum bonum diis denegatum* (Sénèque), c'est la délivrance de la vieillesse.

———

DU TRAUMATISME CHEZ LES VIEILLARDS.

> Senectus ipsa morbus est.
> CICÉRON.

La vieillesse, par les modifications qu'elle fait subir aux tissus et aux organes, prédispose à certaines affections que viennent ensuite déterminer les influences extérieures.

Parmi ces maladies, les unes se rattachent aux dégénérescences survenues dans l'économie usée par le temps, les autres peuvent exister aux époques antérieures de la vie, mais reçoivent de la vieillesse une empreinte spéciale.

Le caractère le plus ordinaire des maladies séniles, au début, c'est le peu de corrélation qui existe entre les lésions locales et les symptômes généraux. Les organes semblent un instant comme indépendants les uns des autres, ils souffrent d'abord isolément et les diverses lésions dont ils sont le siége retentissent faiblement sur l'ensemble de l'économie, ou se traduisent par des symptômes peu accentués. Mais le médecin doit veiller avec attention pour ne pas se laisser surprendre par des accidents imprévus ; la faiblesse des réactions est une conséquence de l'asthénie sénile, l'adynamie arrive bientôt quand la maladie se prolonge.

La *fièvre* est caractérisée par l'accélération du pouls, la sécheresse de la peau et de la langue, signe sur lequel Beau insiste particulièrement, sans que l'augmentation de la température soit toujours bien sensible au toucher. C'est spécialement chez les vieillards, comme le fait observer Charcot, qu'il est important de recourir à l'exploration thermométrique, faite autant que possible dans les cavités centrales, pour établir l'existence et l'intensité de l'action fébrile. Les frissons manquent souvent, sont vagues et insignifiants, hormis dans quelques cas de pneumomie, d'érysipèle. Ils sont caractérisés par un tremblement convulsif, par la cyanose et l'algidité des membres, dans les accès de fièvre qui accompagnent les suppurations profondes, les phlébites, etc. Le délire n'est pas véhément, c'est un marmottement de paroles incohérentes, une suite de gémissements, une facilité de larmes à tout propos. Le délire d'action précède ordinairement le délire dans les paroles.

L'amaigrissement arrive rapidement et si la maladie devient chronique, l'embonpoint ne reparaît plus ; aussi les vieillards ne peuvent supporter longtemps la diète, il faut veiller constamment à soutenir leurs forces et malgré ce précepte ne les ramener qu'avec une grande lenteur à leur régime ordinaire.

Les blessures et les opérations, chez les gens âgés, sont plus graves que chez les adultes. « Quel est le chirurgien qui ne redoute pour eux le moindre choc traumatique, la plus insignifiante pression des tissus, la plus inoffensive des opérations. La gravité des blessures et opérations est unanimement reconnue, les statistiques prouvent surabondamment et confirment cette vérité. » (Chauffard) (1).

C'est au mauvais état antérieur de la constitution des vieillards, de leurs principaux viscères, qu'est due cette extrême gravité. « Chez eux, les éléments anatomiques vivent à coup sûr, mais lentement, comme le feu sous la cendre » (Verneuil) (2). Ils se forment à grand peine, s'usent avec parcimonie et meurent comme à regret. Vienne par accident une déperdition subite, une usure exagérée, la réparation ne sera ni assez prompte ni assez énergique ; la réaction locale et générale qui l'accompagne normalement se fera attendre ou restera au dessous de sa tâche. « De là, l'explication de ce travail réparateur imparfait chez les vieillards blessés, de ces gangrènes partielles, de ces inflammations diffuses, de ces suppurations de mauvais aloi, de ces granulations misérables et enfin de ces absorptions funestes que rien n'entrave et qui produisent bientôt l'adynamie. » (Verneuil, *loc. cit.*).

Le trouble général de la nutrition fait dévier ou enraye le *processus germinativus* ; les plaies les plus simples présentent surtout aux membres inférieurs un état d'atonie, un manque de vitalité d'une observation vulgaire. L'organisme vieilli offre une si faible résistance au moindre traumatisme que sa force déprimée est insuffisante pour lui permettre d'achever les actes nécessaires à la cicatrisation. Les plaies simples suppurent chez les vieillards, elles bourgeonnent moins vite à cause de l'atrophie des capillaires ; les bourgeons charnus sont pâles,

---

(1) Chauffard, communication à l'Académie de Médecine au sujet de la gravité des lésions traumatiques chez les alcooliques. (Paris 1871.)
(2) VERNEUIL. *Bulletin de l'Académie de Médecine.*

flasques, affaissés, n'étant presque nourris que par le travail cellulaire. Dans les contusions, la résorption des liquides épanchés s'opère difficilement, avec lenteur. Ainsi, la sénilité détermine, comme l'alcoolisme, une dégradation matérielle, une déchéance fonctionnelle qui engendrent des gangrènes, des suppurations, un état adynamique enfin qui constitue une des complications les plus redoutables pour le chirurgien.

Les affections séniles du tube digestif, l'état morbide des reins, les altérations granulo-graisseuses des cellules hépatiques, dyscrasiques du sang, la lithiase biliaire, sont des conditions favorables à la génèse du pus et des inflammations diffuses. Dans un cas de suppuration abondante, à la suite d'un traumatisme, ou après une lésion osseuse chronique, Verneuil conseille d'examiner les viscères, le foie et les reins, qui sont dix-neuf fois sur vingt le siége de granulations graisseuses et amyloïdes, aux quelles on peut rapporter la cause de la mort surtout après les résections et les amputations.

La lymphe plastique mal élaborée, retarde la restauration, favorise également la formation du pus, qui s'infiltre entre les muscles, le long des os, dans les gaînes tendineuses et s'étend dans toutes les parties du membre.

Normon Chevers, un des premiers, rattacha les causes de mort après les opérations pratiquées sur les vieillards, à un état morbide constitutionnel, à une sorte de cachexie provenant d'une altération chronique des viscères : Verneuil a donné une impulsion précieuse à l'étude des influences cachectiques sur l'organisme (1).

Les vieillards sont exposés davantage à périr d'inflammations internes à la suite de lésions accidentelles. Les affections chroniques qui préexistent à l'opération subissent une poussée néfaste. La blessure même la plus légère peut susciter dans leur économie, tantôt un ébranlement général, tantôt sur les points faibles, une action perturba-

(1) Thèse de M. E. Favale, n° 80, 1877.

trice qui aggrave des lésions qui sommeillaient. Les dégénérescences organiques antérieures entravent donc la marche des plaies et leur infligent une terminaison funeste, mais, à son tour, l'affection organique subit l'action du traumatisme et une manifestation aiguë se produisant, entraîne un pronostic fatal.

Les affections *gastro-intestinales,* si fréquentes chez les gens âgés, influencent non seulement les lésions accidentelles et chirurgicales, mais encore les inflammations diffuses ; et réciproquement, si un phlegmon attaque un individu vieux et débile, si la maladie se termine par suppuration abondante ou par gangrène, il est presque certain que l'entérite adynamique apparaîtra.

Certaines morts rapides après des traumatismes, ne pouvant être expliquées par le siége et l'étendue de la lésion, obligent le chirurgien à invoquer une septicémie ou une maladie antérieure du poumon, du cerveau ou des reins.

La pneumomie, complication des plus sérieuses, siége de préférence au sommet, elle est d'autant plus grave que l'organisme est plus profondément altéré. Les accidents adynamiques qui la caractérisent sont accompagnés de délire et d'ictère. J'ai sous les yeux une observation de fracture du col du fémur, avec pénétration des fragments et éclatement du grand trochanter, recueillie par M. Dutruille, interne dans le service de M. Charcot. Dix jours après sa chute ce vieillard, âgé de 71 ans, présente au sommet de la poitrine de la matité, du souffle et une augmentation des vibrations thoraciques. La température varie entre 39° et 40°. Au 15° jour, délire, expectoration purulente, langue sèche et fuligineuse. Il succombe et à l'autopsie le poumon gauche présente, dans toute son étendue, les lésions de la pneumonie arrivée à sa période d'hépatisation grise (18 novembre 1877).

Les altérations séniles de l'encéphale prédisposent ce viscère à une inflammation mortelle à la suite des blessures, même éloignées. Mais les affections des voies urinaires et des reins entraînent plus inévitablement la mort.

Souvent ces lésions existent à l'état latent, l'économie s'y accommodait lentement, lorsque un traumatisme survient et détermine des manifestations aiguës fatales au blessé. Ainsi chez les vieillards, on observe une néphrite interstitielle assez commune, la fonction renale incomplète laisse passer des troubles inaperçus, mais au moindre choc, à la plus petite violence sur les reins, quelquefois indirectement, à la suite de blessures des membres, les troubles fonctionnels se révèlent, acquièrent de la gravité et constituent des complications dangereuses. De là les dangers du cathétérisme, de l'uréthrotomie, de la lithotritie, de la taille chez les gens avancés en âge.

Certaines affections, subordonnées à une maladie diathésique, peuvent se développer à l'occasion d'une action traumatique et se localiser dans les parties où cette action s'est produite. La localisation des accidents pathologiques peut être déterminée par l'effet d'une cause mécanique même dans des maladies classées provisoirement dans le groupe des névroses. C'est le cas de l'exemple suivant de paralysie agitante ou maladie de Parkinson.

Observation. — T. âgée de 72 ans, présente depuis 4 ans environ les symptômes classiques de la paralysie agitante limitée au côté droit du corps. Contrairement à la règle, elle offre un tremblement très-prononcé de la langue et surtout de la mâchoire inférieure, Ce tremblement a commencé à se produire en septembre dernier : le 2 septembre en bâillant, T... se luxa la mâchoire inférieure ; la réduction put être faite aussitôt sans difficulté. C'est à partir de cette époque que la mâchoire s'est mise à trembler et en même temps la salive à s'écouler involontairement de la bouche. (Leçon de M. Charcot à la Salpêtrière, 1877).

Les hémorrhagies à la surface des plaies sont fréquentes chez les gens très âgées : la friabilité des granulations dont la circulation capillaire est entravée par des coagulations veineuses, en est la cause. La dégénérescence granulo-graisseuse des vaisseaux sanguins moins contractiles peut aussi expliquer ces ruptures vasculaires ; les taches de purpura liées à un état athéromateux ou amyloïde sont produites par des embolies détachées des surfaces dégénérées.

Les hémorrhagies secondaires procèdent des divers états constitutionnels que nous avons signalés : Ici encore l'état sclero-athéromateux des artères à la plus grande influence sur leur production. (Bouchard).

L'hémorrhagie consécutive est un des accidents les plus graves des plaies. Billroth dit que chez les vieillards une forte perte de sang peut, alors même qu'elle ne serait pas immédiatement mortelle, entraîner un affaissement incurable et susceptible de devenir mortel, même après des jours et des semaines. Le sang devenu trop séreux ne peut plus alors nourrir les tissus, dont le progrès de l'âge suffit déjà à ralentir le mouvement. Devenu moins plastique, ce liquide, moins propre à former des caillots obturateurs, tend à s'échapper de plus en plus des vaisseaux qui le contiennent.

Nous ne voulons pas cependant assombrir outre mesure le tableau des dangers que courent les vieillards qui sont condamnés à subir des opérations ; le pronostic est évidemment grave , mais si l'opération est urgente , indispensable, faut-il se résigner à ne la plus pratiquer à partir d'un certain âge ; je crois, avec Tillaux, qu'il ne faut pas ériger cela en principe (1).

Si les opérations sont plus défavorables que chez les adultes, il est de vieillard dont l'organisme les supporte à merveille. M. Després cite le fait d'un homme de 80 ans qu'il opérait un jour d'un cancer de la langue. Ce vieillard guérit avec rapidité et cependant la plaie était dans la bouche, où le chirurgien ne pouvait faire ni le pansement anti-septique , ni le pansement ouaté de M. A. Guérin, ni aucun autre pansement. Pendant toute la durée la plaie fut exposée à tous les vibrions possibles et il n'y eut aucun accident. Dans la séance du 10 juillet 1878, le

(1) Tillaux, Soc. de chirurgie, séance du 23 mai 1878.

même chirurgien présentait à la Société de chirurgie, une femme de 81 ans, opérée d'une tumeur fibreuse des parois de l'abdomen. La réunion s'était opérée par première intention et la malade avait guéri en 17 jours, sans autre pansement que le vulgaire cataplasme.

Nous aurons l'occasion dans le cours de cet ouvrage de présenter à nos lecteurs un grand nombre de faits analogues, tirés de notre pratique et de celle de nos confrères de Marseille.

Dans la séance du 23 mai 1878 de la même Société M. Lannelongue lisait, au nom de M. Fleury (de Clermont), l'observation d'un homme de 78 ans, chez lequel une sonde métallique se brisa dans l'urèthre ; le malade prit une nouvelle sonde et enfonça le fragment dans la vessie : le morceau resté dans ce réservoir avait 7 centimètres : quatre jours après, dans un effort qu'il fit en allant à la garde-robe, le bout de sonde s'engagea dans l'anus d'où il fut extrait sans difficulté. Il n'y eut aucun suintement d'urine par le rectum et cet homme guérit sans complication. Devant le grand âge du malade, M. Fleury avait donné le conseil de s'abstenir de toute opération.

Dans ce fait, on peut avec M. Tillaux, s'émerveiller de la force et de la sagesse de la nature médicatrice : cependant il nous semble bien qu'ici le chirurgien aurait pu intervenir sans compromettre la vie du vieillard ; car il ne pouvait à priori compter que ce dernier rendrait la sonde par le rectum ; « s'il y a une opération urgente, c'est bien celle qui consiste à enlever un corps étranger dans la vessie. » (VERNEUIL).

Ces exemples prouvent que, malgré la funeste influence de l'âge, il est des individus qui résistent énergiquement au traumatisme, grâce à ce que les anciens appelaient les forces de la *nature médicatrice* et que, devant une impérieuse nécessité, il faut que le chirurgien sache oser et passer outre.

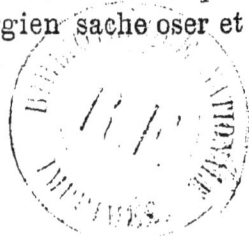

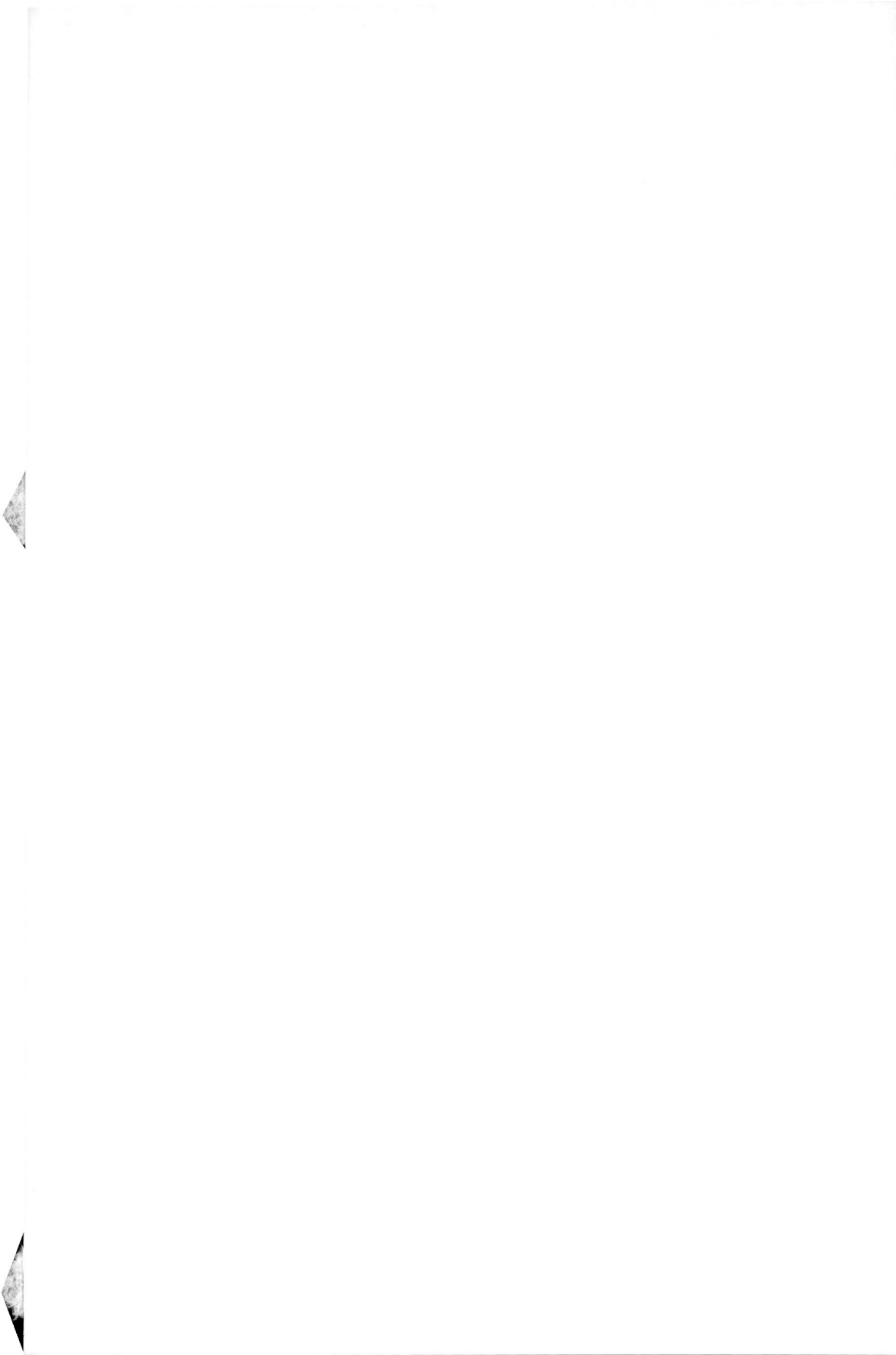

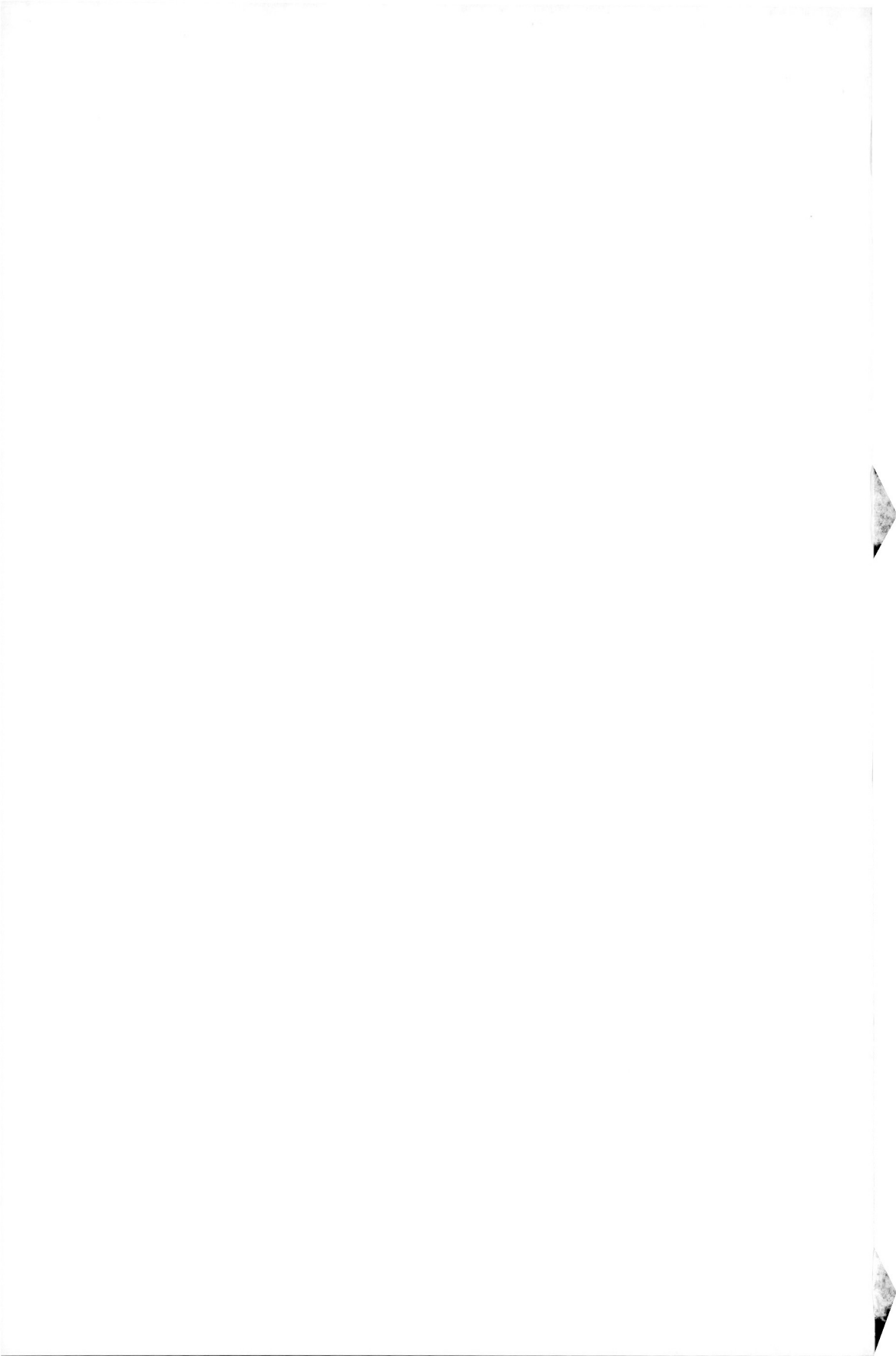

www.ingramcontent.com/pod-product-compliance
Lightning Source LLC
Chambersburg PA
CBHW060459200326
41520CB00017B/4851